# STATISTIQUE



GÉNÉRALE ET RAISONNÉE

## DES PRINCIPAUX ANIMAUX DOMESTIQUES.

# STATISTIQUE

## GÉNÉRALE ET RAISONNÉE

### DES PRINCIPAUX

# ANIMAUX DOMESTIQUES

## DE L'ARRONDISSEMENT DE LIMOUX-SUR-AUDE

SUIVI

DE LA NOMENCLATURE, DE LA DESCRIPTION ET DU TRAITEMENT
DES MALADIES LES PLUS COMMUNES QUI ATTAQUENT NOS ESPÈCES.

# MÉMOIRE

DESTINÉ A RÉPONDRE A LA QUESTION FORMULÉE PAR LA SOCIÉTÉ
NATIONALE ET CENTRALE DE MÉDECINE VÉTÉRINAIRE DE PARIS
DANS SON PROGRAMME DES PRIX A DÉCERNER.

## PAR J.-P.-G. DELOUPY,

Médecin-Vétérinaire, secrétaire-adjoint de la Société de Médecine et d'économie rurale
vétérinaire de l'Aude, membre titulaire du Conseil d'Administration de
l'Association Médicale de l'arrondissement de Limoux.

Bien voir, c'est savoir ;
De l'observation, découle toute science humaine.

TOULOUSE,

IMPRIMERIE DE Vᵉ SENS ET COMPᵉ,

RUE DE LA POMME, 60.

1852

# INTRODUCTION.

---

Il est de fait que l'agriculture française est en progrès : ce progrès est émané par la force des choses, la population augmente et la propriété se divise journellement , il faut donc que la terre produise plus pour nourrir un plus grand nombre d'habitants.

Mais outre cette première cause de perfectionnement , il en est une autre qu'on ne doit point méconnaître ; je veux parler du mode qu'il convient de mettre en jeu pour *améliorer*, *propager* et *conserver* nos espèces domestiques : chose qu'il est urgent d'apprendre aux propriétaires, car, réduits à leurs propres ressources , ils ne peuvent y arriver. N'est-il pas judicieusement démontré que les *sciences naturelles qui se rattachent à l'étude intime de nos espèces domestiques ne sont pas assez répandues chez nous et que sans elles il n'y a pas d'amélioration générale possible ?* Ne sommes-nous point encore loin , surtout dans nos parages, d'avoir un principe basé sur la pratique de perfectionnement

des *races , sur l'hygiène , les croisements , et sur
les types améliorateurs ?*

Tous les amis de l'agriculture sentent depuis
fort longtemps la nécessité d'améliorer et de multiplier nos races ou espèces , et malgré cela nous
restons dans l'inaction. Avouez-le-moi , la main
sur le cœur , n'est-ce pas une chose déplorable
que de voir l'état d'avilissement dans lequel se
trouvent toutes nos espèces domestiques ? Il est
donc urgent de sortir de ce contre-sens social ,
car , peuple imitateur , nous n'osons jamais faire
un pas de plus que nos ancêtres ; nous nous atta-
chons au progrès toujours un peu à reculons et par
derrière.

Les animaux domestiques représentent en France
un capital énorme et constituent l'élément matériel
de la prospérité de l'agriculture et de l'état. Ces
vérités sont aujourd'hui bien constatées, et néanmoins on demeure étranger à la connaissance de
*l'organisation , de l'amélioration , de la propagation
et de la multiplication* de ces êtres qui , à tant de
titres, ont des droits à notre reconnaissance. Cette
négligence est frappante , et, il faut le dire , la
cause qui retarde le progrès de la science agricole
et de l'art vétérinaire , est le *défaut d'instruction.*
Il faut donc répandre l'instruction parmi les cultivateurs et rester convaincus que toute mesure,
émanerait-elle même de la part du gouvernement,
comme le disait à une époque le célèbre Dupuy ,
qui n'aurait pas cette précaution pour soutien ,
pourrait se faire avec éclat , avec bruit même ,

mais sans produire des résultats utiles ; heureux ! si ces mesures ne conduisaient pas au découragement. S'il en est ainsi, devons-nous être surpris si les encouragements, les sociétés d'agriculture et les comices agricoles n'ont pas opéré le bien qu'on devait attendre ; des idées fausses sur l'économie rurale, etc., sont encore généralement répandues et propagées même par ceux qui, par leur position, devraient faire tous leurs efforts pour les combattre ; ne se trouve-t-il point constamment à la tête de nos diverses sociétés nationales, comices agricoles, etc., un certain nombre de ces grands discoureurs, puisés généralement dans le sein de la bureaucratie, qui font plus de mal que de bien aux sciences naturelles? Et, en effet, comment voulez-vous qu'un homme raisonne juste en chimie sans avoir étudié cette science? qu'il connaisse bien l'hyppiatrique sans être hyppiatre, et qu'il fasse de la bonne agriculture sans être agriculteur ? Comment voulez-vous encore qu'un homme, qui ne sait pour ainsi dire point ce que c'est qu'un cheval, puisse l'apprécier tout en cherchant à l'améliorer en le propageant ? Disons donc que, sans études spéciales, l'homme est bientôt débordé par les flots, et va constamment chercher très-loin ce qu'il tient dans sa propre main.

Une autre cause qui ne s'oppose pas moins non plus à la voie de progression qu'aurait dû atteindre déjà depuis fort longtemps l'agriculture et l'économie rurale, c'est que les ouvrages qui traitent de ces sciences ne soient point assez répandues ; et parmi le petit nombre que l'on pourrait citer, les pages de ces livres sont encore remplies plutôt d'hypothèses que de faits, d'observations et d'expériences ; d'ailleurs, la classe laborieuse lit fort peu , et ceux qui lisent sont-ils toujours capables de démêler la vérité de l'erreur ? Ils restent de la sorte dans une défiance continuelle et n'osent entreprendre aucune amélioration.

Il est donc nécessiteux, comme je le disais tout-à-l'heure, de chercher par tous les moyens possibles à répandre l'instruction parmi la masse des propriétaires , et c'est à nous Vétérinaires à contribuer avec zèle à cette œuvre philanthropique. Mais pour bien réussir nous devons nous occuper attentivement de la production animale , nous devons prêcher d'exemple en propageant sur cette matière les saines doctrines dont nous sommes imbus ; nous servirons ainsi le pays et notre propre cause , que nous défendrons d'ailleurs avec tout l'intérêt que commande le droit acquis du savoir. C'est donc pour atteindre le but désiré que nous nous sommes imposé la tâche, peut-être au-dessus de notre portée, de publier l'ouvrage spécial que nous avons annoncé dans notre prospectus , et que nous offrons aujourd'hui à l'administration ainsi qu'à toute la masse sociale ; ayant d'un côté pour but l'*amélioration* , la *multiplication* et la *conservation de nos races* d'animaux à l'état de santé, et de l'autre de donner la *description succincte et d'indiquer le traitement des maladies les plus communes* dont ces mêmes individus peuvent être atteints, nous dirons que notre ouvrage , sans être parfait, ne sera point sans importance pour tout le monde et à plus juste titre pour les *propriétaires,* les *éleveurs* , les *maîtres de poste,* les *entrepreneurs de diligences* , etc.

L'ordre dans lequel les matières sont exposées a été décrit dans le prospectus que nous avons publié : mettre sous les yeux du lecteur la description des principales races ou espèces d'animaux que nous possédons et tout ce qui a rapport à leur amélioration et à leur conservation , etc. , en indiquant les moyens possibles qu'il convient d'introduire dans leur hygiène et dans les accouplements ; faisant connaître en les décrivant les maladies qui leur sont propres et les plus communes , en indiquant les meilleures méthodes curatives qu'il convient de mettre d'abord en usage pour les combattre ; tels sont les points que nous avons successivement traités.

Si le fruit de nos veilles peut être de quelque utilité pour les personnes qui nous liront , notre but sera atteint, et nous nous sentirons amplement dédommagé du fruit de notre mince travail, que nous livrons avec confiance à la critique *.

---

* Si elle est sage et modérée, elle nous sera profitable et la science agricole et vétérinaire ne pourra qu'y gagner.

# STATISTIQUE

## GÉNÉRALE ET RAISONNÉE

### DES PRINCIPAUX

# ANIMAUX DOMESTIQUES

## De l'arrondissement de Limoux-sur-Aude *.

Bien voir, c'est savoir ;
De l'observation, découle toute science humaine.

---

En présence des encouragements multipliés que les Agriculteurs et en particulier les Eleveurs des bestiaux reçoivent depuis plusieurs années de la part du gouver-

---

* Tout ce qui est dit pour cet arrondissement se rapporte à tous les autres arrondissements du département, ainsi qu'aux divers arrondissements du département-frontière d'Espagne.

nement ; comprenant tout ce qu'il y a de national dans l'appel fait aux hommes spéciaux par les diverses sociétés savantes et spécialement par la société *centrale* et *nationale* de Médecine-Vétérinaire ; entrevoyant en partie les améliorations qui doivent découler de l'impulsion que ces institutions s'efforcent de donner aux travaux des praticiens en les dirigeant et les centralisant par la voie du concours ; jaloux de contribuer pour notre part à élucider des questions qui touchent par tant de points au bien-être et à l'importance du pays , nous pensons qu'il est du devoir de tout vétérinaire d'appliquer son tribut particulier de labeurs aux vues des différents corps scientifiques qui s'occupent d'une manière particulière de l'amélioration , de la propagation et de la conservation de nos espèces domestiques ; aussi nous avons entrepris, malgré notre insuffisance personnelle, de répondre à la question de statistique formulée depuis quelque temps par la Société nationale et centrale de Médecine-Vétérinaire de Paris.

Pour connaître nos ressources, établir et présenter une statistique approximative, il suffisait de se livrer à des explorations que la nature même de nos fonctions rendait faciles , et en ne négligeant aucune des occasions que la pratique nous fournissait de consulter les propriétaires ou leurs agents, nous sommes parvenus à des résultats dont nous pouvons, à quelque chose près, garantir l'exactitude ; mais, quel que soit le zèle d'un vétérinaire, on conçoit que nul n'étant généralement appelé , nous n'aurions pu colliger que des renseignements plus ou moins généraux, si nous

nous étions borné à ce genre d'investigations ; aussi, pour compléter cette première partie de notre mémoire, nous avons dû en puiser les éléments à leur source véritable, c'est-à-dire auprès des diverses autorités administratives, seules dépositaires des documents officiels qu'il nous était permis de compulser. La bienveillance et la courtoisie qui nous ont constamment accueilli, tout en facilitant nos recherches, prouvent que nulle part mieux qu'en France une idée nationale ne saurait être comprise, et c'est en grande partie à l'empressement délicat des autorités que nous devons les droits à la confiance que mérite cette portion de notre travail. Nous nous plaisons à en faire hommage à qui de droit.

# CHAPITRE Iᵉʳ.

STATISTIQUE DU NOMBRE ET DES ESPÈCES D'ANIMAUX.— APERÇU TOPOGRAPHIQUE DE L'ARRONDISSEMENT.

L'arrondissement de Limoux, sis au sud de celui de Carcassonne, est après celui-ci un des plus importants du département de l'Aude ; sous le double rapport de l'étendue et de la population, il a une énorme superficie et compte 55 mille habitants. Si nous devions suivre les délimitations administratives, nous dirions que cet arrondissement se divise en huit chefs-lieux de canton, qui se subdivisent en 151 communes, et, donnant la nomenclature de ces diverses localités, nous ferions voir quel est l'apport de chacune d'elles dans le chiffre total des 371,480 têtes de bétail, qui font la richesse du sol en contribuant à sa fécondité.

Mais telle n'est pas notre intention ; la question des chiffres, malgré son importance, nous paraît devoir être envisagée autrement, persuadés que la proportion des espèces une fois fixée, il importe peu que l'on sache si tel ou tel canton * ou si telle ou telle commune nourrit trois ou quatre bêtes de plus qu'un autre.

Nous laissant dominer par cette conviction que ; pour répondre convenablement aux intentions des divers corps savants dont nous avons déjà parlé, ainsi que pour arriver au but que nous nous sommes proposé d'atteindre, il suffira de constater ce qui est, pourvu que nous en déterminions les causes, afin de conduire progressivement à ce qui devrait être. Nous nous contenterons d'indiquer, par le tableau suivant, dans quel rapport les différentes espèces se partagent les soins du cultivateur.

---

* Je dirai néanmoins que, d'après un dernier recensement que je viens de faire, le canton d'Alaigne possède 1,377 chevaux ou juments et plus de 1,000 bœufs ou vaches.

# TABLEAU DU RECENSEMENT GÉNÉRAL

## DES PRINCIPAUX ANIMAUX DOMESTIQUES

### DE L'ARRONDISSEMENT DE LIMOUX-SUR-AUDE.

| SOLYPÈDES. | | | — RUMINANTS. | | | |
|---|---|---|---|---|---|---|
| ESPÈCE CHEVAL. | ESPÈCE ANE. | ESPÈCE MULETS. | ESPÈCE BOVINE. | ESPÈCE OVINE. | ESPÈCE CHÈVRE. | |
| 9,295 | 2,101 | 2,405 | 12,200 | 300,917 | 4,572 | |

### RÉCAPITULATION.

Solypèdes. . . . . . . . . . . . . 13,801

Ruminants. . . . . . . . . . . . 317,689

Total général. . . . . . . . 331,580

Mais, comme dans tout ce que nous avons à dire
concernant chacune de ses diverses espèces, il se
présente une foule de particularités qui se rattachent
à deux circonstances également influentes sur le sort
des individus, le *régime* et *l'hygiène*, qu'il nous soit
permis de consigner ici une observation topographique

que nous regardons comme la cause première des différences climatétriques et hygiéniques sous l'influence desquelles s'opèrent trop souvent la dégénérescence des races et l'oblitération des caractères particuliers aux variétés et sans variétés qui sont entretenues, non seulement dans l'arrondissement de Limoux et tout le département de l'Aude, mais encore dans tous nos départements circonvoisins dont la configuration du sol a une certaine analogie avec celle du nôtre.

Tel sujet de l'espèce équine, par exemple, appartenant évidemment à certaine race, a subi dans sa conformation des altérations qui feraient croire à un croisement dont cependant les caractères sont si vaguement accusés, que le Vétérinaire reste indécis et n'ose déterminer la filiation avec autorité; c'est qu'il n'y a point eu d'harmonie entre les propriétés de la race à laquelle appartient le sujet et la condition à laquelle il a été soumis, non seulement depuis sa naissance, mais dès longtemps avant, en la personne de ses auteurs.

Tout le monde sait, en effet, que la taille et la physionomie des animaux varient comme celle de l'homme et même des végétaux, s'ils sont transportés sous des latitudes considérablement distantes, et que la constitution, la taille et les formes se modifient à la longue aussi bien chez les uns que chez les autres, par suite du système d'alimentation qui peut leur être imposé, ou du genre de vie auquel ils peuvent être soumis, etc., etc. Eh bien ! dans le département de l'Aude, et spécialement dans l'arrondissement de Limoux , nous avons les régions tempérées de l'*Asie* à deux pas des âpres climats de la *Suède*, si bien qu'il n'est pas rare de voir des sujets nés dans les vallons luxuriants qu'arrose notre fleuve, être condamnés à traîner une existence souffrante dans les communes montagneuses où nulle de leurs dispositions naturelles ne peut se développer, les appareils locomoteurs et respiratoires, etc., ne cessant d'être un seul instant en lutte flagrante avec les tristes exigences des fonctions à remplir.

Pour nos chevaux de la montagne nés dans la plaine, le moindre exercice est un travail pénible, et cependant ils sont excédés avant l'âge par les plus rudes corvées. Les conditions atmosphériques qui les entourent sont changées, l'air plus vif que dans la plaine soumet leurs poumons à un travail d'une activité mortelle et leur nourriture est en même temps dénaturée; elle est même souvent réduite, surtout en hiver, des deux tiers, et cela ordinairement à l'époque où les organes de ces êtres prennent les derniers développements; ces animaux auraient alors besoin d'une bonne alimentation, quand ils sont soumis au régime le plus arbitraire.

D'après cela, il est facile de comprendre la déformation progressive qui doit frapper des êtres victimes de tels contre-sens hygiéniques, contre-sens qui accusent si hautement l'impéritie de l'homme et qui découlent des circonstances topographiques que nous désirons faire sentir, car cette impéritie du cultivateur se rencontre dans tous les lieux, comme je l'ai déjà dit, dont le sol a une certaine analogie de configuration avec l'arrondissement de Limoux, et il suffit d'avoir parcouru les départements-frontières du Midi pour être convaincu de cette vérité.

En effet, voici ce qui se passe généralement : conduit sur nos marchés, qu'un cheval plaise à l'acheteur par l'élégance de ses formes ou par sa force apparente, il est acheté sans qu'on songe à s'enquérir du terrain sur lequel il est appelé à fonctionner, du genre de service auquel on veut le destiner, du régime alimentaire qu'il doit suivre, du climat sous lequel il a été conçu, ni de celui sous lequel il doit se développer ; ce qui est connu de tous ne fait réfléchir personne ; aussi, pour mieux nous appesantir sur ce point, nous avons partagé l'arrondissement de Limoux en deux zônes distinctes, que nous appellerons la région *froide* ou *montagneuse*, et la région *tempérée* ou pays *plat*. Nous aurons donc soin de signaler celles de nos observations qui pourront se rapporter aux espèces, races ou variétés qui se trouvent sur l'une ou l'autre des deux grandes divisions naturelles, dont la première comprend une partie de la chaîne *Pyrénéenne* et la haute *Corbière*, avec les cantons d'*Axat*, de *Belcaire*, de *Couiza* et de *Quillan*, et partie de ceux de *Chalabre* et de *Saint-Hilaire*, tandis que la deuxième renferme les cantons d'*Alaigne* et de *Limoux*, avec la majeure partie de ceux de *Chalabre* et de *Saint-Hilaire*.

# CHAPITRE II.

## INDICATION ET DESCRIPTION DES RACES. — PROVENANCE.

### Solypèdes.

### *Genre cheval.*

On rencontre dans le département, et spécialement dans l'arrondissement de Limoux, plusieurs soi-disant races de chevaux, qui peuvent se diviser en trois classes distinctes, que nous appellerons race *indigène bidette*, race *métisse commune* et race *métisse demi-sang*.

## § I.

### *Race indigène Bidette.*

Cette race, assez généralement répandue dans tout l'arrondissement de Limoux, appartient plus particulièrement à la région froide et montagneuse : sobres, intelligents, et d'une ardeur remarquable, ces chevaux sont excellents comme *bidets*, agiles et remplis d'hardiesse et d'agilité ; il faut les voir gravir les pentes les plus abruptes, presque sans fatigue, et quoique chargés de lourds fardeaux, parcourir avec assurance les sentiers escarpés qui surplombent des précipices que l'œil de l'homme inexpérimenté ne saurait interroger sans effroi, propres à tout ; c'est avec la même vélocité qu'ils emportent dans l'espace nos pesantes voitures publiques et les chars élégants de l'opulence ; c'est avec la même aisance qu'ils fournissent de longues courses, qu'on les destine au dépiquage, n'importe la méthode, ou qu'on les réserve pour la selle.

Voici les caractères qui leur sont propres : Poil bai, alezan, gris ou noir foncé (mal teint), taille un mètre 25 cent. à 1 mètre 40 cent. et même 1 mètre 50 cent., tête carrée et cameuse, narines amples, flancs ronds, croupe horizontale, queue bien attachée, épaules souples *malgré que le coude soit un peu trop rapproché du thorex*, membres ordinairement bien musclés, articulations assez larges, canon sec, tendon détaché, *souvent failli*, sabot rond ou ovale, presque toujours solide, derme fin, poil ras partout le corps, y compris les membres, peu ou presque point de *chataigne*, vaisseaux sanguins apparents, apophises osseuses, servant d'attache aux muscles fortement prononcés, oplombs passablement conservés *.

---

* Un défaut spécial et grave que l'on reproche à nos chevaux, même à ceux appartenant à la race que j'ai appelée métisse demi-sang, c'est d'être *jardés*.

On donne le nom de *Jardon* ou de jarde à une tumeur osseuse dont le siége est à la face externe et supérieure du canon posté-rieur ; elle se prolonge ensuite ordinairement plus ou moins sur la face postérieure du membre au-dessous des tendons, dont elle gène le passage, en sorte qu'il en résulte des claudications, et par la suite le jarret devient ce que l'on appelle cerclé.

D'après les diverses observations que j'ai été en même de faire et les études auxquelles j'ai pu me livrer sur ce genre d'anomalie, je dois dire que jusqu'ici tout a tendu à me prouver que la *jarde* ou *jardon* constituait un vice héréditaire, qui avait la fatale pro-priété de se transmettre par la voie de la génération. Il est donc urgent que MM. les directeurs des dépôts d'étalons se débarrassent au plus vite des chevaux atteints de ce vice, car sans cela nous aurons toujours des produits tarés et par conséquent impropres au service de l'armée. De pareils étalons ne doivent jamais figurer dans nos stations.

Cette race , que nous appelons indigène parce qu'elle est parfaitement acclimatée sur notre sol , où elle se perpétue sans qu'il soit besoin de la régénérer par des croisements , possède diverses qualités spéciales qui sont inconnues , même de ceux qui la possèdent; elle réunit toutes les conditions exigées des chevaux de cavalerie légère , *sauf la taille,* et c'est là le motif spécial qui nous a fait adopter pour elle le nom de *bidette.* On la trouve, comme nous l'avons dit plus haut , particulièrement dans la région froide et montagneuse de tout le département, mais plus spécialement dans l'arrondissement de Limoux où elle vit par troupeaux à l'état demi sauvage , pendant une longue période de l'année, sur les plateaux abondants en plantes herbacées appartenant à la famille des graminés , que forment les pics pyrénéens de notre arrondissement.

Malgré l'absence de documents positifs , on peut affirmer que la race à laquelle nous donnons le nom de *Bidette,* occupe notre pays depuis un temps immémorial, et tout porte à croire qu'elle est d'origine *arabe, barbe* ou *persan*; on sait, en effet, que la nombreuse cavalerie *numide* séjourna longtemps dans le pays qui fut depuis la Gaule narbonnaise, et qu'à l'époque de la conquête des Gaules, par *Jules César ,* les chevaux de nos contrées passaient pour être les meilleurs de toute l'Europe ; il faut penser aussi que le sang de cette race ne perdit rien au mélange qui dut s'opérer sous la domination des *Visigoths* et plus tard des *Sarrasins.* Malgré l'espèce d'abâtardissement, résultat inévitable des soins hygiéniques mal entendus et d'accouplements mal combinés, on ne peut refuser encore à cette race certains caractères de noblesse et de distinction qui décèle le type oriental primitif.

§ II.

*Race métisse commune.*

Totalement étrangère au pays, la race *métisse* commune provient d'individus des deux sexes, tirés tantôt de l'*Auvergne*, du *Poitou*, de la *Bretagne*, du *Limousin* et de l'*Alsace;* ces diverses races introduites par le commerce, à la suite du morcellement des grandes propriétés, ont donné naissance en s'accouplant ensemble, et quelquefois en mélangeant leur sang avec la race bidette indigène, à une espèce d'individus ne tenant en rien par aucune qualité spéciale et significative aux races ou espèces sus mentionnées; ce qui nous a fait désigner les animaux formant cette deuxième série, sous la dénomination de race métisse commune.

Cette race se trouve très-multipliée dans notre région tempérée ou pays que nous avons appelé *plat*, où le service du bœuf répond souvent difficilement à la rapide exécution des travaux agricoles ; aussi trouve-t-on peu de propriétaires qui ne possèdent un plus ou moins grand nombre d'individus de cette race, les opérations commerciales n'ayant porté dès le principe, pour la plupart du temps, que sur des individus *tarés* et d'une valeur très-*minime*, quoique très-bien vendus par nos maquignons. Les provenances de ces races ont dû hériter de la pluralité des vices de leurs ascendants, vices que les éleveurs ne parviendront jamais à faire disparaître tant qu'ils resteront assis sur le même trépied ; car, comme nous le démontrerons plus loin, ces défauts se transmettent avec la *vie*, si la main de l'homme instruit et versé dans les sciences naturelles ne vient y mettre un frein, puisque ces vices sont à la fois dans le sang et dans le peu d'analogie des espèces qui concourent à la reproduction.

Cette race, comme nous l'avons déjà fait observer, ne présente à l'œil du connaisseur aucun caractère qui lui soit propre, et ne se rattache à aucun type certain ; elle a d'ordinaire la robe *baie, alezan, rouan*, quelquefois gris foncé ou noir, la taille assez élevée atteint depuis 1 mètre 40 cent. jusqu'à 1 mètre 65 c., la tête lourde, la ganache généralement chargée, l'œil petit, le chaufrin droit, l'encolure plus ou moins droite, le corps assez bien fait, la croupe presque toujours avalée, les extrémités assez fortes garnies de crins, le tendon souvent petit et failli, le pied bon quoique un peu évasé ou resserré des talons, les aplombs peu réguliers.

## § III.

### *Race métisse demi-sang.*

Une troisième race, qui donne de grandes espérances, et qu'en promettant des immenses avantages au propriétaire et à l'éleveur ne contribue pas moins

à la fortune de l'état et qui est d'une immense ressource pour la remonte de notre armée, commença à
s'introduire dans nos parages et dont les effets furent
vivement sentis et appréciés dans l'arrondissement de
Limoux, vers 1820, époque à laquelle trois chevaux
provenant du dépôt des étalons royaux qui se trouvait
à cette époque à Perpignan, formait la station de
*Rébenty* près *Montréal*; mais elle était menacée d'une
extinction précoce après la suppression du dépôt de
Perpignan, lorsqu'elle fut régénérée par l'introduction
de cinq étalons nationaux dans l'arrondissement de
Carcassonne. Depuis lors, cette race, dont les caractères varient suivant que les sujets qui lui appartien-
nent ont du sang *arabe*, *anglais* ou espagnol dans les
veines, quoique déjà passablement répandue, n'est
pas encore assez multipliée dans l'arrondissement
pour que nous puissions nous étendre longuement à
son sujet; nous nous contenterons donc d'indiquer
plus bas les moyens qui nous paraissent les plus capables d'assurer sa propagation.

## § IV.

### *Espèce âne.*

Il existe dans la partie montagneuse de l'arrondissement un assez grand nombre d'individus appartenant à cette espèce; mais ces animaux ont été tellement dénaturés par des croisements absurdes, qu'il
devient tout-à-fait impossible d'en esquisser nettement

les caractères; on en trouve de toutes les couleurs et
de toutes les tailles; nous en avons vu qui n'atteignent pas 80 centimètres, tandis que d'autres s'éle-
vaient jusqu'à plus de 1 mètre 25 ou 30 centimètres,
si bien qu'on peut dire avec douleur, mais avec vérité, que dans un pays où l'espèce asine pourrait rendre de si notables services, on n'a su ni créer ni conserver aucune race de ces animaux.

On comprendra donc que si la dégénérescence de
cette espèce d'êtres est telle dans notre contrée, qu'il
soit impossible de rapporter à un type quelconque les
sujets qui s'y rencontrent, il nous est *à fortiori* plus
impossible encore d'indiquer les sources impures
auxquelles s'alimentent ces races abâtardies.


## § V.


### *Espèce mulet.*


De l'accouplement des espèces équine et asine,
résulte une race artificielle d'êtres mixtes, connus
sous le nom de mulets. Cette race, dont on peut attendre de réels et bons services, est assez répandue
dans tout notre département et surtout dans la partie
montagneuse de l'arrondissement de Limoux, où
cependant elle a peu de chances de se multiplier convenablement, les maquignons espagnols et catalans
étant dans l'habitude d'enlever les jeunes sujets avant
qu'ils aient accompli leur première année, ce qui a
le double inconvénient pour nous de faire abandonner

par le colon l'élève du cheval de beaucoup moins productive.

Quoiqu'il en soit, la race mulet que nous possédons peut être rapportée à trois origines distinctes ; elle descend des juments auvergnates , poitevines , bretonnes ou alsaciennes et de notre race métisse commune , et aux baudets *ariégeois, auvergnats ou métis*; l'emploi de ces derniers devrait être sévèrement prohibé.

Notre espèce mulet possède les caractères suivants : couleur d'ordinaire baie-cerise ou marron foncé, taille assez élevée, 1 mètre 39 cent. à 1 mètre 55 cent. , tête légère , encolure assez formée , corps et croupe arrondis , membres constamment grêles , sabot excellent, manque d'aplombs.

Avec un peu de soin , cette race , d'une utilité si générale , pourrait être sensiblement améliorée ; elle mériterait alors qu'on s'occupât des moyens de la propager.

## § VI.

### *Espèce bovine.*

On n'élève qu'une seule race de bœufs dans notre arrondissement, quoique ceux de la région froide diffèrent par la taille des sujets que l'on rencontre dans la région tempérée, les premiers restant dans une limite de 1 mètre 25 cent. à 1 mètre 40 cent., tandis que les seconds atteignent une hauteur moyenne de

1 mètre 40 cent. à 1 mètre 55 cent. Chez les uns et chez les autres, la femelle est toujours plus petite que le mâle. Il est rare qu'elles parviennent à 1 mètre 30 cent.; mais elles sont excellentes laitières, pouvant fournir depuis dix jusqu'à seize litres de lait par jour, et même plus, sous l'influence d'un régime convenable.

*Caractères.* — Couleur rouge froment ou gris blaireau ou brune plus ou moins foncée, ayant parfois le dessus du corps fauve, poil généralement rude, derme assez épais, tête courte et large, mufle évasé, cornes fortes et bien dirigées, regard vif, encolure courte et bien musclée, fanon pendant jusqu'aux genoux et ondulé, corps court et ramassé, côtes très-contournées, poitrine ample, ventre cylindrique, coxal large, appareil musculaire saillant, queue bien attachée, membres courts et forts, articulations larges, pied petit, sabot dur et noir, aplombs assez réguliers (chez le taureau), testicules pendants sans être volumineux.

Comme toutes celles qui se trouvent dans les Pyrénées françaises, cette race paraît descendre des taureaux qui habitent les forêts du versant espagnol. Elle est d'une rusticité et d'une agilité remarquable, sa vigueur est égale à sa sobriété.


## § VII.

### *Espèce ovine.*

Trois races essentiellement distinctes se partagent les soins que le cultivateur de notre arrondissement prodigue avec raison à l'espèce ovine, ce sont : 1° la race *Indigène* ou *Languedocienne;* 2° la race *Mérinos*, et 3° la race *Métisse.* Chacune d'elles mérite une at- tention particulière, puisque, à des titres différents, elle a des droits à la reconnaissance de la population dont elle assure le bien-être et même l'opulence. Es- sayons de les définir.

## § VIII.

### *Race Indigène ou Languedocienne.*

Cette race, dont les toisons abondantes sont fort recherchées par nos fabricants, se trouve plus spécia- lement dans la haute Corbière, qui comprend les cantons de *Saint-Hilaire* et de *Couiza*, avec partie de celui de *Limoux.* Robuste et sobre, elle offre plus d'intérêt au point de vue industriel qu'elle n'est avan- tageuse sous le rapport de la consommation alimen- taire des masses, bien qu'elle soit encore d'un ren- dement satisfaisant à cet égard. On lui reconnaît les *caractères* suivants : taille moyenne proportionnée aux formes du corps, toison fine et foisonneuse recou- vrant tout le corps depuis les yeux jusqu'aux genoux et aux jarrets, ne s'arrêtant même quelquefois qu'aux onglons, queue cylindrique et bien fournie de laine.

Tout tend à prouver que cette race provient de la race roussillonnaise avec laquelle elle a une analogie frappante, quoique la toison de celle-ci soit moins abondante et d'une moins exquise finesse.

## § IX.

*Race Mérinos.*

Cette race, qui n'est point propre au pays, fut introduite en France par les soins du gouvernement et par les ordres de Louis XVI, qui la fit venir à grands frais d'Espagne ; jusqu'ici elle a acquis peu de développement dans notre arrondissement où on ne compte pas deux mille individus répartis de la manière suivante : Limoux et Lauraguel, quatre troupeaux divisés en environ sept cents têtes appartenant à M. Delcasse ; Brasse, près Limoux, troupeau de deux cents têtes, appartenant à M. Cassagneau ; de Brasse, à Niort, près Belcaire, troupeau d'environ cinq cents têtes, appartenant à M. Fondi-de-Niort ; enfin, *Taillebois*, près Limoux, troupeau d'à peu près trois cents têtes, appartenant à M. Peyre.

Malgré que les caractères spéciaux appartenant à cette race aient été surabondamment détaillés dans maints traités spéciaux, le plan de notre ouvrage nous impose la tâche de les rapporter ici.

*Caractères propres à la race.* — Taille moyenne, hauteur du corps, 60 à 65 centimètres, formes arrondies, tête longue, choufrin médiocrement busqué, plis de la peau sur le nez, cornes grosses contournées sur les côtés en spirales, très-irrégulières, très-souvent les joues et même la ganache couverts de laine épaisse comme celle du corps, laine très-fine et abondante, douce, veloutée, soyeuse, très-contournée en brilles élastiques, moins longue que celle des races communes, d'un blanc sale extérieur, et jaune en dedans ; face interne de la jambe, extrémités des membres et une partie de la tête seulement couverts de poils jarreux ; testicules gros et pendants séparés par un sillon longitudinal très-prononcé ; queue médiocre, etc. — Comme nous l'avons déjà dit, cette race nous est parvenue d'Espagne, et, d'après certains historiens, l'Espagne l'aurait acquise à son tour, en 1350, de la *Barbarie,* d'où elle est originaire.

## § X.

### *Race Métisse.*

Du croisement des béliers mérinos avec nos brebis indigènes, on a obtenu une race *métisse* dont la propagation devrait être sérieusement protégée par le gouvernement, puisqu'elle est plus productive que l'une et l'autre des deux races précitées ; mais trois raisons puissantes se réunissent pour en entraver la multiplication si désirable : la première de ces raisons, nous la trouvons dans le peu d'attention qu'apporte le gouvernement à l'élève de nos races ovines, si ce n'est sur une échelle peu étendue, qu'il semble s'occuper de la race *mérinos.* Ceci admis, disons que s'il faut, d'un autre côté, lutter contre l'ignorance du colon qui est l'ennemi né de toute innovation et repousse comme nuisible tout ce qui n'est pas sanctionné par l'usage ;

il faut avouer aussi que le nouveau mode de fermage place le propriétaire dans la dépendance du fermier qui, pressé de jouir, se soucie peu de l'avenir et néglige les croisements qui devraient être suivis avec persévérance, si l'on voulait assurer l'existence de la race métisse, et celle-ci se trouve de la sorte frappée de dépérissement et menacée d'une prompte extinction; néanmoins on rencontre encore de nombreux sujets appartenant à cette race.

Nous ne décrirons pas cette race qui, sauf un peu plus de taille et un peu moins de finesse dans la toison, a la plus grande analogie avec la race mérinos. Dans le chapitre septième, nous pèserons fortement sur elle.

## § XI.

### ESPÈCE CHÈVRE.

### *Race Indigène.*

La seule espèce de chèvres que nous possédons et qui habite la région froide de l'arrondissement, paraît descendre directement de la chèvre sauvage dont elle possède les qualités; nos montagnards trouvent un grand bénéfice à l'exploitation de cette race, qui est bonne laitière, et nous entrerons à ce sujet dans de plus amples détails dans le chapitre où nous traiterons *du commerce auquel donnent lieu les principales espèces d'animaux* dont nous venons de donner la statistique; qu'il nous suffise d'établir ici les caractères distinctifs propres à cette race si utile, malgré les ravages qu'elle pourrait occasionner dans nos forêts, si elle n'était l'objet de la surveillance la plus active et la plus intelligente.

*Caractères.* — Longueur ordinaire du corps, 1 mètre 32 cent. à 1 mètre 46 cent. ; hauteur antérieure, 0 mètre 40 cent. à 0 mètre 48 cent. ; hauteur postérieure, 0 mètre 50 cent. à 0 mètre 55 cent.; tête petite et convexe ; yeux prédominants; oreilles droites; cornes irrégulières, parfois nulles ; barbe noire, rousse ou blanche ; maigreur générale ; mamelles énormes, pendant quelquefois presque jusqu'à terre, corps recouvert de poils soyeux très-longs ; couleur noire, fauve, blanche, ou pie.

Le bouc ne diffère de la chèvre qu'en ce qu'il a un peu plus de taille, et qu'il répand presque constamment une odeur insupportable, *spermateuse.*

# CHAPITRE III.

### DU COMMERCE AUQUEL CES DIVERSES ESPÈCES D'ANIMAUX DONNENT LIEU.

## 1° *Chevaux.*

En raison de leurs excellentes qualités, nos chevaux appartenant à la race *indigène bidette* sont fort recherchés, et ils le seraient encore davantage tout en devenant l'objet d'un grand commerce, si d'une part l'administration voulait s'en occuper, et qu'en même

temps les propriétaires voulussent sortir de cette espèce d'incurie qui, depuis des siècles, les tient sous
sa dépendance.

Et, en effet, quel est le pays, à quelque chose
près, qui offre autant d'avantage que le nôtre pour
s'adonner à l'élève du cheval ; nous manque-t-il des
fourrages et des dépaissances, et si nous en man-
quons, à qui la faute ? * Revenant à notre but, nous
dirons que les propriétaires qui possèdent notre race
*indigène bidette* s'en dessaisissent difficilement. Ils ren-
dent des services inappréciables dans la partie montagneuse de l'arrondissement, où on les emploie à
toutes sortes de transports, et principalement au char-
roi à bât des charbons, des minerais et du fer forgé,
etc. ; quand ils descendent dans la plaine, c'est pour
être occupés au dépiquage du blé, au service des
postes et diligences. Les plus riches en taille sont ré-
servés pour la selle ou pour emporter dans l'espace,
avec une vélocité étonnante, le léger *tilbury* de nos
propriétaires et de nos commerçants, ainsi que le
char élégant de l'opulence. Est-ce que nos *marquis*,
*comtes* et *barons,* n'abandonnent point depuis quelque temps leurs grands carrossiers du Nord pour les
remplacer par notre espèce *indigène bidette ?*

Quoiqu'il en soit, disons que le seul genre de
commerce dont ces animaux sont l'objet est celui-ci :

---

* Cette question sera développée dans l'un des chapitres qui
suivront, c'est-à-dire dans le chapitre cinquième.

Quelques grands propriétaires auxquels il importe de faire battre en peu de jours de grandes quantités de grains, ont ce qu'ils appellent un *haras* ; c'est la réunion d'un certain nombre de juments que l'on soumet à la monte annuellement ou bisannuellement, dont on ménage néanmoins peu l'emploi lorsqu'il s'agit de dépiquage, malgré qu'elles soient *pleines*, ayant cependant l'espoir d'obtenir des produits bien conformés et d'une excellente constitution ; ces jeunes poulains vivent en troupeaux avec leurs mères, sont soignés peu ou bien mal jusqu'à l'âge de quatre ans environ, époque à laquelle on les vend pour la remonte de l'armée, s'ils ont assez de taille et s'ils remplissent les autres qualités voulues, et pour la poste ou la diligence, si le défaut d'élévation ou toute autre *tare* les rend impropres au service de la cavalerie * ; dans le premier cas, on en retire d'ordinaire 450 et même

* Nos officiers de remonte, peu soucieux d'encourager le peu d'éleveurs que nous avons, refusent aujourd'hui presque tous les chevaux que ces derniers leur présentent, soi-disant qu'ils sont *jardés* ou trop efflutés, etc., et, chose digne de remarque, que l'on a été à même d'observer maintes fois, c'est que ces mêmes chevaux, vendus plus tard par nos propriétaires à vil prix à certains individus, sont peu de temps après leur acquisition achetés en secondes mains par ces mêmes officiers qui les avaient déjà rejetés, ce qui nous a souvent surpris et ce qui nous a fait dire comment il pouvait se faire qu'un cheval qui n'est pas bon pour la parade de dimanche, le soit pour la guerre de lundi.

500 fr.; dans le deuxième, ils ne rapportent que 250 à 300 francs. Nos propriétaires de la région tempérée devraient s'adonner d'une manière plus spéciale à ce genre de spéculation, et nous pouvons nous flatter que le petit nombre qui s'occupe de cette partie importante de notre industrie agricole, n'a eu jusqu'ici qu'à se féliciter des avantages qu'il a déjà obtenus et de ceux qu'il est en droit d'attendre ou d'espérer.

Jusqu'ici nos propriétaires de la région tempérée n'ont eu à supporter aucune espèce de concurrence, mais désormais ils en rencontreront une de la part de leurs confrères de la région froide qui depuis quelque temps s'adonnent avec juste raison à l'élève des poulains de cette race dans le même but.

Nos chevaux de la race *métisse commune* servent de base à des opérations commerciales tout-à-fait différentes.

Employés au roulage, à la reproduction et surtout au labour, ces chevaux, qui se trouvent tous dans le pays plat, ne donnent que par exceptions fort rares des sujets propres au service des armées; aussi les vues des propriétaires se sont-elles tournées d'un autre côté dans la certitude d'un placement avantageux autant que hâtif. On livre les juments aux baudets, et le *muleton* qui en provient est enlevé à l'âge de six ou huit mois par des spéculateurs espagnols qui l'élèvent en troupeaux dans leur pays, et le cultivateur français tire aussi un bénéfice assuré d'une race dont les produits ne se vendraient qu'à un taux minime et à l'âge de quatre ans seulement, si toutefois ils se vendaient, car c'est sur cette espèce abâtardie que les maladies

s'abattent à profusion en raison  même des vices multipliés dont elle est frappée.

Quant à nos chevaux de race *métisse demi-sang*, on
peut leur prédire un bel avenir. Nul doute que si les
efforts des cultivateurs sont secondés, nous ne voyons
bientôt fleurir, tout en donnant lieu à un grand commerce, cette race éminemment propre au service de
la cavalerie; les achats faits en ce sens par les officiers de remonte qui ont été en même d'apprécier les
quelques sujets déjà produits * , sont un sûr garant
de ce que nous ne craignons pas d'avancer. Mais dans
l'état actuel des choses, les sujets étant peu répandus,
cette race ne peut encore donner lieu à aucune entre-
prise commerciale importante; et le service de la remonte n'étant qu'une éventualité, nos propriétaires
hésitent encore à aborder ce genre de spéculation qui
ne leur sera prescrite par un intérêt bien positif,
que lorsque le gouvernement se sera décidé à entre-
tenir une station d'étalons nationaux dans l'arrondissement.

---

* Comme je l'ai déjà dit, ces achats sont peu nombreux, et il
serait à désirer que nos officiers de remonte fussent souvent un
peu plus connaisseurs en hyppiatrique que ne le sont certains
d'entr'eux ; de cette sorte les ventes se feraient avec plus d'aisance,
et nos propriétaires encouragés abandonneraient l'élève de la
mule pour s'adonner uniquement à celui du cheval.

### 2° *Anes.*

Sobres et patients, ces animaux, dont on tire un assez bon service malgré l'état d'abâtardissement dans lequel ils sont tombés, se trouvent principalement dans la région froide de la contrée où ils viennent en aide à nos chevaux pour le service des transports relatifs aux forges, etc. ; les ânesses qui se rencontrent parfois dans la région plate ou tempérée, sont le plus souvent destinées à la reproduction, et malgré les vices des sujets qu'elles produisent, nos campagnards savent encore en tirer un assez bon rapport, en les vendant tous jeunes aux catalans français et espagnols qui sont dans l'habitude de venir les chercher, en même temps que les muletons dont nous avons déjà parlé. Quelques ânesses sont aussi soigneusement entretenues tout en donnant lieu à un grand bénéfice pour celui qui les possède, et surtout dans les principaux centres de population, par rapport à leur lait qui, comme on le sait, est très-recommandé pour certaines affections de poitrine.

### 3° *Mulets.*

Comme on peut s'en convaincre en parcourant le tableau que nous avons donné dans notre premier chapitre, notre arrondissement possède un nombre considérable de mules et mulets, qui sont répartis à peu près également dans les deux régions que nous avons établies ; ces animaux donnent lieu à un commerce important : ceux de la région froide où on ne se livre presque pas à l'élève, sont tirés de la plaine et employés concurremment avec les chevaux et les ânes à toutes les nécessités du commerce et de l'industrie ; cependant on leur réserve plus spécialement le transport des denrées commerciales , telles que vin , huile, etc. , qui, tirés du Roussillon, se répandent ainsi dans toute la chaîne pyrénéenne; c'est à leur intelligence, à leur activité, et plus encore à la sûreté de leur marche, qu'ils sont redevables de cette préférence et de la réputation dont ils jouissent.

Au rebours de ce qui se pratique dans la région froide , on ne trouve presque que des individus destinés à l'élève dans la partie plate du pays ; c'est à l'âge de huit ou dix-huit mois environ que ces animaux se vendent de 100 à 180 , 250 et 300 francs *. Si parfois quelque sujet dépasse cet âge sans avoir trouvé d'acheteur, ce qui est fort rare, il est alors employé au labour ou au roulage.

4° *Taureaux , Bœufs et Vaches.*

Notre race bovine, qui peut à juste titre être comptée comme la meilleure du département et même des dé-

---

* 300 fr. est le maximum ; nos mules et mulets se vendent rarement ce prix à l'âge précité (18 mois).

partements voisins, concourt principalement à la prospérité de notre agriculture, soutient plusieurs industries florissantes et fournit matière à un commerce
important ; ce sont les bœufs de notre région montagneuse qui facilitent l'exploitation si productive des
forêts de sapin dont les pics pyrénéens sont couronnés
de milliers d'arbres attachés par une simple corde,
sont tirés au travers des rochers et descendus jusque
sur le bord de l'Aude par nos infatigables ruminants,
auxquels suffit une nourriture plus que frugale. Sans
eux peu ou point de charbonnage, point d'affenage
pour nos forges, point de scieries mécaniques, point
de radeaux ni de mariniers, point d'exploitation fo-
restière et partant point d'industrie, point de commerce dans un pays où tout cela est la vie. Il ne
faut donc pas s'étonner du mouvement financier qui
résulte d'une utilité si générale, et bien que les habitants de la chaîne pyrénéenne de notre arrondissement
se livrent avec ardeur à l'élève de cette race si intéressante, il ne faut pas être surpris de la pénurie
qui règne souvent ici. Appréciés comme ils méritent
de l'être, les bœufs de cette provenance sont exces-
sivement recherchés et peupleront sans doute bientôt
tout le sud-est de la France ; aussi nos montagnards
sont avertis et se tiennent sur leurs gardes. Ils savent
aujourd'hui tirer très-bon parti d'une valeur qu'ils
considéraient naguère comme insignifiante, et s'ils se
consacrent à l'élève du bœuf, ils en recueillent de
notables et justes profits. On trouve encore dans la
région froide quelques sujets employés au labour,
mais ils sont peu nombreux si toutefois on excepte

ceux du pays de *Sault* auxquels est réservé ce genre de travail.

Généralement affectés au service des exploitations rurales, les bœufs de la région tempérée sont l'objet d'un commerce tout différent, quand ils ont atteint l'âge de dix ou douze ans. Ils sont vendus généralement comme *Rouards* * à des éleveurs qui s'occupent spécialement de l'engrais et les revendent aux bouchers des villes; mais comme le nombre excède de beaucoup les besoins de la consommation locale, ils font l'objet d'un grand commerce et vont d'ordinaire approvisionner les marchés de l'Hérault. Cependant, comme l'introduction des chevaux de la race *métisse commune*, et leur application aux travaux agricoles tend à diminuer l'emploi du bœuf et à restreindre les industries qui en découlent, quelques-uns de nos grands propriétaires, abandonnant des idées trop exclusives, s'adonnent à l'élève du bœuf, mais en vue presque unique du commerce alimentaire, et fournissent depuis quelques années d'excellents veaux à la boucherie. En tête de ces hommes intelligents, nous devons citer M. le marquis d'Aubergeon, qui à une époque n'avait pas moins de cinquante élèves sur la propriété de Cramazie, canton d'Alaigne; M. Delcasse, à *Lauraguel;* M^{me} Darce, à *Malvies;* M. Léon Baichis,

---

* Expression employée dans la contrée pour désigner un vieux bœuf impropre au travail des champs et propre à l'engrais.

à *Mazerolles;* M. Douaix ou son fermier, à la *Bastide de Cazal*, etc., etc. Les exemples de ces Messieurs ont trouvé des imitateurs dans la pluralité de nos campagnes, de telle sorte que le petit propriétaire qui autrefois ne tenait qu'un cheval, a aujourd'hui une paire de vaches qui, tout en faisant leur petit travail, lui rapportent annuellement une paire de veaux qu'il vend pour la boucherie de 40 à 50 francs chacun.

Mais le propriétaire actif n'arrête point là tout ces soins industriels et s'empresse, après avoir vendu ces premiers veaux, d'en acquérir d'autres; il se transporte pour cela, soit à l'une des foires mensuelles de Mirepoix ou de Lavelanet (Ariége), etc., et là il achète selon ses besoins un ou deux autres jeunes veaux de l'âge de quinze à vingt jours, qu'il fait nourrir pendant un mois et demi environ par les mères des premiers, lesquels veaux ne lui ont coûté que de 15 à 20 francs et qu'il revend un mois et demi après depuis 40 à 50 francs, de telle sorte que dans le courant d'une année, une paire de vaches bien entretenues, rapportent à son propriétaire un revenu net d'environ 140 à 150 francs, non compris le lait que l'on en retire encore et qui sert pendant quelques mois à l'entretien de la famille. Aussi nous dirons que si nous citons ces exemples, c'est que nous sommes persuadé qu'ils seront vivement appréciés et que nous sommes en droit d'espérer que, par voie d'entraînement, ce genre d'industrie se développera bientôt complètement de manière à contribuer puissamment au bien-être de la population industrielle de nos villes et de nos campagnes.

### 5° *Moutons*.

Il faut distinguer ici deux systèmes bien distincts de spéculation reposant sur l'élève des animaux de cette espèce. Remarquons que la nature de ces diverses spéculations découle uniquement de la configuration du sol et des conditions climatétriques qui s'y rattachent. Dans la partie froide ou montagneuse, abondante en forêts et en paccages herbagers, tous les soins de l'industriel sont tournés vers l'entretien et la conservation de la race que nous avons appelée *indigène* ou languedocienne ; là les ventes ont pour objet le repeuplement des troupeaux de la plaine ; il est rare que l'on destine les sujets au couteau ; l'éleveur répare ses propres pertes par les agneaux qu'il produit lui-même, et vous l'entendez citer souvent son *proverbe favori* : toujours *vendre* et *n'acheter* jamais. C'est ordinairement vers l'âge de dix ou onze mois qu'il expédie ses agneaux, ses plus vieux moutons et brebis pour la partie plate de l'arrondissement, etc. ; à cette époque, il a déjà tondu une fois ses agneaux, car il ne faut pas perdre de vue que le commerce des laines et l'industrie des draps, qui font la principale richesse d'une partie de notre département, sont dans la dépendance absolue de l'élève de l'espèce ovine. Quoique nous n'en parlions ici que pour mémoire, considérant comme étrangères à notre sujet ces deux sources de prospérité nationale, qui sont néanmoins des résultats directs de celle qui nous occupe, c'est aux foires dé-

partementales et principalement à celles de *Limoux*,
*Alet*, *Saint-Hilaire*, *Couiza* et *Esperaza*, etc.,
que se font les grandes transactions entre les habitants des deux régions opposées de notre département.

L'agriculteur de la région tempérée se propose,
comme nous venons de le dire, à un tout autre but
en entretenant des troupeaux de l'espèce ovine. Il
envisage : 1° la question de la fumure de ses champs ;
2° la question alimentaire, et 3° enfin la spéculation
relative aux laines. Dans ce triple but, il nourrit de
nombreux troupeaux qui se recrutent de bêtes faites
que lui procure le montagnard et qu'il livre au boucher lorsqu'il les a suffisamment engraissées, qu'il en
a fait la tonte et qu'il en a obtenu des agneaux de
lait qu'il vend d'ordinaire à nos bouchers vers l'âge de
deux ou trois mois. Mais ce qui arrive pour les bœufs
se représente ici, et les moutons des *Corbières*, après
avoir figuré plus ou moins longtemps dans la plaine,
vont ordinairement faire les frais du marché de Bé-
ziers ; néanmoins il se produit encore à leur égard un
fait tout particulier ; une espèce parasite a réussi à se
glisser entre le vendeur et l'acheteur et des maquignons nés frelons industriels se mêlent aux transactions en prenant une somme de 25 centimes, soi-disant pour faciliter les rapports.

Il n'y a que les propriétaires des troupeaux mérinos
qui spéculent principalement sur le prix et la qualité
de leurs laines, s'occupent de l'élève en vue de la reproduction, et sont à l'abri des spoliations de ces
officieux entremetteurs.

### 6° *Chèvres.*

Malgré ses inclinations destructives, la chèvre est l'objet de soins tout particuliers, dans la région froide de notre arrondissement où elle abonde et fait le principal revenu d'une classe particulière d'habitants, bien que ceux-ci ne tirent aucun profit de sa toison qui est nulle, puisque cette espèce n'est qu'une variété de la chèvre sauvage.

L'industrie dont elle est la base paraît au premier coup d'œil peu importante, et cependant quelques chiffres démontreront qu'elle est beaucoup plus lucrative qu'elle ne semble, et qu'il y a avantage marqué à soigner cette espèce, de préférence aux moutons. D'abord la chèvre, tout aussi facile à nourrir qu'une brebis, donne annuellement deux petits au lieu d'un ; en second lieu, elle fournit pendant quatre mois de la belle saison et par jour environ quatre litres d'un lait excellent et propre à la fabrication de fromage connu dans le pays sous le nom de *matirou.* Elle rend encore la même quantité d'un lait inférieur impropre à la fabrication du fromage précité, et qui se consomme sur place pendant les mois de septembre, octobre et novembre ; or, chaque chèvre rapporte pendant le cours de l'année, y compris 180 litres de petit-lait résultant de la fabrication de 180 fromages de *matirou* dont nous avons déjà parlé, un revenu net de 98 fr., et le tableau suivant va servir de preuve à ce que nous avançons.

*Produit annuel d'une chèvre.*

Elle donne à son maître :

1° Deux chevreaux , à 4 francs pièce. . .   8 00

2° Cent quatre-vingt fromages , à 20 c.
pièce. . . . . . . . . . . . . . . . . . . . 36 00

3° Cent quatre-vingt litres petit lait, à 10 c.
le litre. . . . . . . . . . . . . . . . . . . 18 00

4° Trois cent soixante litres d'un lait inférieur, à 10 cr le litre * . . . . . . . . . 36 00

Total. . . . . . 98 00

D'après ce tableau , qui , comme on peut en être
certain , n'est pas du tout surchargé , car nous avons
puisé les éléments qui nous étaient nécessaires pour le
dresser à des sources dignes de toute confiance , l'on
voit que chaque chèvre rapporte annuellement à son
maître un produit de 98 francs , ce qui, pour le nombre de 4,572 chèvres que nous avons accusées , fait
entrer 448,156 francs en circulation dans la montagne.

Malgré cet avantage immense qu'a la chèvre de
rapporter deux tiers et trois quarts de plus que la
brebis, c'est qu'encore, toute vieille , elle est vendue
pour sa chair le triple que cette brebis ; et en effet ,
conduites par troupeaux dans le Roussillon à l'époque
des vendanges, nos chèvres, pour si chétives qu'elles
soient , sont enlevées par les catalans qui, d'après ce

----

* Comme on le voit , nous n'estimons le lait de qualité infé-
rieure que 10 centimes le litrè , malgré qu'il vaille davantage.

qu'il paraît , en appètent beaucoup la viande , et sont
payées depuis 15 jusqu'à 20 francs par tête.

Aussi ne voyons-nous pas la possibilité de dé-
tourner les montagnards de soins aussi lucratifs ;
et quelque dangereuse que soit la multiplication des
chèvres , dans un pays comme le nôtre , où le déboi-
sement des montagnes entraînerait de si funestes conséquences , l'intérêt actuel et présent du colon fera
toujours fouler aux pieds un intérêt d'avenir bien autrement important pour la supériorité, parce que, tout
spéculatif de sa nature , il ne frappe pas sans cesse les
yeux comme celui qui tend à l'étouffer.

# CHAPITRE IV.

## DES CHANGEMENTS QUE CES DIFFÉRENTES ESPÈCES ONT PU ÉPROUVER PAR LES MODIFICATIONS DE L'AGRICULTURE, PAR LE RÉGIME ET PAR LES CROISEMENTS.

### § I<sup>er</sup>.

#### CHANGEMENTS OPÉRÉS PAR SUITE DES MODIFICATIONS DE L'AGRICULTURE.

*Genre Cheval.*

L'histoire des améliorations et des déperditions de
la race chevaline en France est intimement liée à celle
de la propriété, et des revers de la nation elle-même;
on comprend , en effet, que le développement animal
d'une espèce sera toujours en raison directe des soins
qui lui seront prodigués, du genre et de la régularité

du régime alimentaire qu'il pourra suivre ; or, qui ne sait qu'en temps de paix fleurit l'agriculture dont le cortége est toujours l'abondance et la variété des productions, puisque en même temps affluent et les bras et les soins.

Mais si les bras ne nous manquent point aujourd'hui, comment se fait-il que notre agriculture, ainsi que notre commerce, restent stationnaires, et qu'ils marchent plutôt vers leur décadence que vers leur agrandissement. A qui devons-nous en attribuer la faute ? à un trop grand nombre de parasites qui dévorent le prolétaire *.

On ne devrait pas oublier, néanmoins, que l'agriculture a toujours obtenu le premier rang ; elle fut toujours la source de la puissance. *Rome* agricole finit par subjuguer *Carthage* commerçante : la République romaine ne fut jamais aussi peuplée, aussi puissante que lorsque l'agriculture florissait dans l'Italie ; l'agriculture

---

* Oui, le prolétaire est dévoré par une bande de parasites, et cette secte hybride est celle qui a toujours été protégée par tous les gouvernements qui ont eu besoin du concours des baïonnettes, de la caste, de l'éteignoir et du mousquet pour se maintenir, quand la *bêche*, la *pioche*, la *charrue*, la *herse*, etc., qui constituent les éléments essentiels de la fortune de l'état et de la masse sociale, voire même tout ce qui se rattache à l'économie politique et à l'économie rurale, y compris la lancette de l'esculape humain jusqu'à la modeste flamme du vétérinaire civil, sont abandonnés à la merci du temps et au bon vouloir d'un aveugle empirisme.

et l'Empire marchèrent de pair vers leur décadence; aujourd'hui rien n'existe de cette belle époque. La scène a totalement changé, nos discordes civiles ont fait disparaître pour ainsi dire les générations, bouleversé les villes et métamorphosé des plaines riantes en d'affreuses solitudes.

En revenant à notre but, jetons un coup d'œil sur notre propre histoire, et nous verrons comment nos chevaux ont pu jouir d'une réputation, comment nos plus belles races se sont passagèrement anéanties, comment elles ont pu renaître et comment encore il nous est permis de nourrir les espérances qui nous animent aujourd'hui.

Sans vouloir remonter trop haut et pour rattacher nos observations à une date certaine, voyons ce que pouvait être la France au point de vue qui nous occupe, il y a environ 300 ans, sous le règne d'Henri IV.

Tout le monde sait quelle était la prospérité du pays au moment où la mort vint frapper ce grand homme au milieu des plus vastes projets et sous un ministre comme Sully, qui proclamait que *pâturage* et *labourage* étaient les deux mamelles de l'état. On peut se faire une idée des soins prodigués à l'espèce équine, nous n'en voudrions au besoin d'autres preuves que les nombreux témoignages épars dans les mémoires des temps, où l'on voit les grands seigneurs se rendant aux fêtes en compagnie de nombreux vassaux, tous bien montés, et jaloux de faire briller les qualités de leurs chevaux français, admiration des nobles étrangers qui fourmillaient en France. C'était alors le règne de la féodalité que la politique de Louis XI n'avait que décimée sans la détruire, et qui s'était pour ainsi dire reconstituée à l'ombre de nos désordres et abritée derrière l'impéritie des successeurs de ce roi. Chaque gentilhomme possédait alors son *haras*, le cheval de bataille était un étalon, et il suffisait de voir la France couverte de guerriers et de *castels* pour juger de notre richesse en chevaux.

Plus tard, il est vrai, ce brillant état de choses fut tristement modifié ; le cardinal de *Richelieu*, recommençant l'œuvre de Louis XI, ruina nos haras en frappant la noblesse, et l'abandon devint presque général quand les grands *tenanciers* appelés à la cour furent dans la nécessité d'en laisser la direction à des vassaux ignorants, qu'aucun intérêt n'excitait à bien faire ; mais bientôt vint le règne de Louis XIV : L'agriculture délaissée devint l'objet de la sollicitude du sage *Colbert*, et, conséquence naturelle, les *haras* furent partout rétablis sans qu'il fût nécessaire de constituer une dépense administrative.

Ainsi protégées, nos races indigènes se soutinrent et plus tard s'améliorèrent ; sous le ministre Bertin, Bourgelat notre maître, Bourgelat à qui la France est redevable de deux institutions admirables (les sociétés d'Agriculture et les Écoles Vétérinaires), Bourgelat était commissaire général des haras ; ses nombreux écrits témoignent à la fois de l'attention toute particulière accordée par le gouvernement à la race chevaline, du bien qu'on aurait pu pratiquer si les fonds n'avaient manqué et de l'exellence des races qui se distinguaient alors en France. Je ne conçois pas, écrivait alors à notre illustre maître lord *Pembroke*, je

ne conçois pas la fureur des français pour nos chevaux , quand je vois vos belles races *normande , li-
mousine* et *navarrine* , etc. ; nous possédions donc
alors plusieurs races indigènes qui méritaient d'être
conservées , et celle que nourrissait notre sol était de
ce nombre; ces chevaux étaient l'objet de la vigilance
de nos gouvernants, et ils tendaient à se multiplier ra-
pidement quand sonna l'heure de la Révolution française. L'émigration de la noblesse , le morcellement
de la propriété, les haras supprimés par décret de la
Constituante elle-même (1790) , nos étalons , nos
juments , nos poulains enlevés par des réquisitions
forcées pour former les divers régiments de cavalerie
qui nous étaient nécessaires pour défendre nos fron-
tières menacées d'une invasion par toute l'aristocratie
européenne : tel est l'affligeant tableau des calamités
qui tombèrent tout-à-coup sur l'espèce équine ; telles
sont les causes qui dépeuplèrent presque totalement
nos campagnes et firent disparaître jusqu'aux traces
d'une prospérité que nous sommes encore loin d'attendre aujourd'hui après 37 ans de paix , car les guer-
res de l'Empire avaient achevé de ruiner nos espérances en ravissant à l'agriculture les bras qui lui étaient
indispensables ; et si depuis 1800 à 1815 l'élève du
cheval fut presque nulle , ce fut bien pis encore alors
que les armées ennemies, se répandant au sein de nos
campagnes , vinrent s'emparer de nos dernières ressources, étouffer nos dernières espérances.

Fait merveilleux cependant, ces commotions si gé-
nérales et si profondes, tout en détruisant les races,
ne surent en altérer le caractère , et la paix n'eut pas

plutôt permis à l'agriculteur de tourner ses vues du côté de l'élève du cheval, qu'on vit de nouveau prospérer notre vaillante race *indigène bidette*. Cependant nous ne jouissions pas encore des perfectionnements que l'agriculture avait reçu daus d'autres provinces moins routinières, nous étions encore sous l'empire du système des jachères, et les prairies artificielles n'entraient pour rien dans notre assolement; tout marchait au rétablissement de ce qui avait été sans qu'on songeât à une amélioration réelle , quand le gouvernement sut donner l'éveil aux propriétaires, par l'établissement d'une station à *Rebenty* dont nous avons déjà parlé plus haut ; les succès obtenus par cette station nous font un impérieux devoir de rappeler qu'on serait en droit d'attendre les plus beaux résultats de la création d'une station et même d'un dépôt d'étalons dans notre arrondissement , notre pays pourrait devenir ainsi le berceau d'une puissante ressource pour notre armée.

Quoi qu'il en soit , aujourd'hui que le cultivateur , abandonnant ses stériles jachères, s'est enfin décidé à créer des prairies artificielles et même à multiplier ses prairies naturelles , non-seulement nos chevaux se multiplient, mais les caractères de ceux qu'on élève dans la région tempérée se modifient de manière à donner de légitimes espérances.

Ce progrès est surtout sensible par rapport aux membres des animaux ; ils prennent plus de développement, les muscles et les tendons deviennent d'un côté plus forts et de l'autre plus fermes , les aplombs sont plus réguliers, toute la machine augmente insensiblement de volume tout en acquérant de la taille ; aussi nous osons avancer, sans crainte de nous compromettre, qu'avec un peu de patience et de soins, nous pourrons bientôt et régulièrement fournir d'excellents sujets à la cavalerie légère; nous avons sous les yeux de nombreux sujets qui ne sont point sans importance et qui méritent toute l'attention des officiers de remonte. Ces changements avantageux sont donc uniquement dûs à l'adoption d'un nouveau mode de culture, et ce qui le prouve, c'est que dans la région *froide* où le système d'agriculture est aujourd'hui ce qu'il était il y a 300 ans, notre race chevaline est aussi ce qu'elle était au temps de *Sully*, vaillante et nombreuse, mais anguleuse des formes et courte de taille, excellente mais ne payant pas de mine; sous les alternatives de paix et de guerre, elle s'est multipliée ou raréfiée, mais sa constitution n'a subi aucune altération ni à son désavantage ni à son profit.

## § II.

### *Genre Ane.*

Comme nous l'avons remarqué pour les chevaux, l'espèce asine a peu senti l'influence des changements subis par l'agriculture, changements qui se réduisent pour nous à la substitution de l'assolement biennal aux jachères, en l'introduction des prairies artificielles; cependant les individus qui se rencontrent dans la région tempérée sont généralement plus forts;

ils sont musclés, ont des membres assez bien assor-
tis, et ont en même temps beaucoup plus de taille
que leurs analogues de la partie froide de l'arrondissement; mais cela tient encore plus à la nature des
travaux auxquels sont assujétis ces animaux qu'à la
nourriture qu'on leur donne, et qui est à peu près la
même; l'agriculture joue donc ici un rôle presque
insignifiant.

## § III.

### *Genre Mulet.*

Pour les mulets de la région froide, nous ferons
les mêmes observations que pour les chevaux et les
ânes, la culture de la contrée étant absolument la
même aujourd'hui que du temps d'Henri IV. L'espèce
n'a pu se ressentir des changements qui n'ont pas eu
lieu; il en serait autrement pour les mulets qui se
trouvent dans la partie tempérée de notre arrondissement, si ces animaux étaient appelés à se développer
dans le pays même; mais nous avons vu dans le chapitre précédent qu'il n'en est pas ainsi, et qu'à peine
âgés de 8 à 18 mois, les mulets de notre pays sont enlevés par les maquignons espagnols, si bien, qu'il est
en quelque sorte impossible, sans une observation,
une étude approfondie, et une correspondance spéciale,
soit avec Messieurs les propriétaires ou leurs agents,
de pouvoir constater les diverses modifications qui se
sont introduites dans l'organisation de ces animaux,

par suite de l'adoption de tel ou tel système d'agriculture.

## § IV.

### *Espèce Bovine.*

C'est ici que l'influence des améliorations apportées dans l'agriculture est devenue la plus réelle, la plus sensible, ou pour mieux dire, la plus saillante à l'œil de l'homme observateur ; mais il faut tout d'abord avouer que les heureux résultats obtenus ne s'étendent que très-peu ou presque point aux races nourries dans la région montagneuse, et que les propriétaires de la plaine seuls en ont profité jusqu'à présent ; ces avantages, que nous spécifierons d'une manière plus positive et plus détaillée quand nous traiterons de changements survenus par suite de régime, sont dûs en grande partie à la réforme amenée par l'introduction d'outils perfectionnés ; c'est ainsi, par exemple, que la charrue en fer, ne pesant jamais plus de 40 kilogrammes, assujétit nos bœufs à un travail de traction quatre fois moins pénible que celui qu'ils exécutaient sous le joug de la charrue en bois.

C'est ainsi que l'*extirpateur*, la *herse*, et tant d'autres instruments nouvellement adoptés ici, venant au secours de l'agriculture, facilitent d'autant la tâche réservée à nos bœufs, que loin d'être excédés par un travail abrutissant, ne se livrent plus, si j'ose le dire, qu'à un exercice nécessaire à leur bien-être et à leur santé , tout en effectuant un travail d'un rendement bien supérieur ; ajoutons que la terre mieux cult vée , et surtout si en grande partie arrosée comme elle pourrait l'être, permet aux propriétaires d'abandonner à leurs bœufs une nourriture à la fois plus abondante et plus succulente ; tout concourt , malgré l'incurie de la majorité des propriétaires *riverains* de notre fleuve , à un amendement progressif et continu, qui tend à justifier ce que nous avons dit de l'avenir de notre race indigène Chap. III , § IV. L'adoption des prairies artificielles permet donc aux propriétaires de nos parages de s'adonner en grand à l'élève, ce qui est un notable progrès (§ II) dû uniquement au léger changement de culture que nous avons adopté et qui mérite toute l'attention du Médecin-Vétérinaire et de l'Agriculteur.

## § V.

### *Espèce Ovine.*

Deux raisons, aussi funestes dans leurs résultats que puissantes de leur nature , s'opposent à ce que nos races de moutons s'améliorent et se perfectionnent dans l'une ou dans l'autre partie de notre arrondissement par suite des modifications subies par l'agriculture : la première, et qui concerne la région montagneuse, est le défaut général d'instruction de nos propriétaires , persuadés que le sol ne peut fournir que ce qu'il a toujours donné , et que toute innovation serait nuisible à leurs intérêts; ils suivent des errements vieux et abandonnent la direction de leurs troupeaux et de leurs domaines à la routine la plus aveugle ; la deuxième se trouve dans le morcellement infinitisimal des propriétés qui, dans la région tempérée, s'oppose à ce que l'on puisse réunir de grands troupeaux, et surtout à ce que les produits de perfectionnement de l'agriculture puissent être appliqués à l'amélioration de nos races ; aussi avons-nous vu, dans le chapitre précédent, que l'ambition du propriétaire de cette région se borne à l'engrais de quelques têtes destinées à l'alimentation et non à la reproduction.

Il faut cependant faire une exception en faveur du nombre des grands propriétaires que nous avons déjà cités et qui se livrent à l'amélioration de la race ovine par des croisements de béliers mérinos avec nos brebis indigènes, et chez lesquels les perfectionnements ne se font pas attendre, bien qu'ils n'aient eux-mêmes en vue que la réussite de spéculations industrielles portant sur la valeur des laines.

§ VI.

*Espèce Chèvre.*

Uniquement introduite dans la région froide de notre arrondissement, les chèvres ne paraissent destinées à recevoir, comme elles n'ont reçu jusqu'ici, aucune amélioration dans leur essence, parce qu'elles se trouvent exactement dans des conditions semblables à celles qui les entourent depuis des siècles ; il est donc inutile de nous en occuper ici, nous verrons plus loin

( Chap. V ), de quelle manière il sera possible de les amener à un état d'amélioration désirable.

*Changements opérés par suite des modifications de régime.*

Le régime alimentaire auquel on soumet une race domestique constitue le point le plus important de l'économie rurale, l'élève du bétail et son entretien sont en quelque sorte le pivot de toutes les opérations du cultivateur, car tous s'y rapportent ou en dépendent. Du régime alimentaire qu'on veut adopter pour les bestiaux, résulte ordinairement le mode de culture ou d'exploitation, et les croisements eux-mêmes ne sont exercés qu'en vue de profiter plus amplement du genre de nourriture qu'on impose aux races, ils ne sont que des moyens auxiliaires employés pour atteindre le même but : le développement des espèces animales qui doivent utiliser la plupart des produits agricoles et leur donner de la valeur. Aussi peut-on affirmer que si le célèbre agronome anglais Bakewell, est parvenu à créer et monter, pour ainsi dire, à sa volonté, la race bovine de *Durham* et la race ovine de Dishley, il n'a dû le triomphe remporté sur la nature qu'à l'application persévérante d'un régime alimentant savamment combiné et approprié avec art aux espèces sur lesquelles se faisait l'expérimentation.

Examinons donc quels sont les changements obtenus dans notre contrée par suite de régime alimentaire : 1° sur la race équine ; 2° sur la race bovine ; 3° enfin sur la race ovine.

## § VII.

### *Genre Cheval.*

Du régime alimentaire auquel est soumis un cheval dépend sa force, sa grace, sa taille et sa hardiesse ; prenez, en effet, un poulain à l'âge de quatre mois, nourrissez-le au foin et à la paille seulement et vous n'obtiendrez qu'un être rabougri, sans vigueur, sans formes, sans énergie, etc. ; prenez, au contraire, un sujet du même âge, ne soyez avare ni de la quantité ni de la variété des fourrages qui lui sont destinés ; ayez soin de lui donner régulièrement une certaine ration d'orge ou d'avoine, et vous verrez se développer en lui toutes les ressources dont la nature l'aura pourvu, ses formes s'arrondiront, ses muscles élastiques et fermes, vous obtiendrez un sujet aussi accompli que son essence pourra le comporter. Remarquez, en effet, ce qui se passe dans notre arrondissement, où notre espèce *indigène*, *bidette*, a des caractères qui lui sont propres ; originaire de la région montagneuse, elle s'est répandue dans la région tempérée et là s'est totalement métamorphosée, car tandis que les sujets de la montagne ne peuvent que très-rarement être accueillis par les officiers de remonte, ceux de la plaine sont l'objet de leurs recherches actives ; c'est que les premiers vivent au milieu d'un pays où l'agriculture est quasi nulle, ne trouvent pas dans leur alimentation l'auxiliaire indispensable à leur développement, tandis que les seconds rencontrent dans un régime parfaitement analogue à leurs besoins tous les secours désirables à la complète maturation des qualités dont ils portent le germe en naissant ; et pour nous il n'est point douteux que si nos chevaux indigènes étaient l'objet de soins alimentaires habilement combinés avec les soins hygiéniques dont nous aurons l'occasion de parler plus loin, il n'est pas douteux que notre contrée pourrait fournir une espèce de chevaux précieux pour la remonte de l'armée, et qu'au lieu de bidets nous posséderions un riche essaim de bons et beaux chevaux de bataille et de luxe.

Taille proportionnée plus harmoniée, et conséquemment aplombs plus réguliers, adresse, agilité, vigueur, etc., tels sont en résumé les précieux avantages obtenus dans l'arrondissement sur la race *indigène* par le seul emploi d'une alimentation plus rationnelle ; ayons donc foi en l'avenir.

Quant aux chevaux de la race *métisse commune*, nous avons vu que, tarés d'origine, il fallait apporter à un ordre tout-à-fait étranger et supérieur les vices dont ils sont affectés. Nous ne pouvons donc pas espérer d'eux une grande amélioration, quel que soit le régime alimentaire qu'on lui impose ; il faut cependant observer que les sujets de cette race entretenus dans la plaine, loin de se détériorer, acquièrent des développements et même certaine finesse qu'on doit selon nous attribuer en grande partie à leur alimentation substantielle, car les mêmes chevaux introduits dans la région froide ne tardent pas à dégénérer et à devenir d'un emploi onéreux.

Nous ne pouvons entrer dans aucun détail sur les perfectionnements dus à l'influence des divers systèmes d'agriculture, eu égard aux chevaux de la race métisse demi-sang , l'introduction de cette race étant en quelque sorte trop nouvelle pour qu'on puisse attribuer les brillantes qualités des sujets à d'autres causes qu'aux vertus particulières d'origine.

## § VIII.

### *Genre Ane.*

Tout ce que nous venons de dire pour le genre cheval se rapporte d'une manière trop spéciale à tout ce que nous pourrions dire concernant le *genre âne* et le genre mulet, pour que nous entrions dans aucune espèce de développement à ce sujet , et pour éviter toute redite , nous nous abstenons; d'ailleurs tout le monde est aujourd'hui en même d'observer que le petit nombre d'individus appartenant au *genre âne* et au *genre mulet* qui peuplent en ce moment-ci la région tempérée de nos contrées, ont beaucoup plus de taille que ceux de ces animaux qui habitent la partie montagneuse , ce qui tient essentiellement au mode d'alimentation, ou pour mieux dire, du régime hygiénique auquel sont soumis les individus.

## § IX.

### *Espèce Bovine.*

Le régime alimentaire du bœuf étant un résultat immédiat du système d'agriculture dont ces animaux sont les premiers auxiliaires , nous n'avons qu'à rapporter partiellement à cette cause ce que nous avons dit plus haut des amendements obtenus sur l'espèce par suite des améliorations en fait de culture ; les amendements, en effet, si sensibles dans la région tempérée, qui seule a profité du progrès général de l'agriculture en France, sont absolument nuls dans la région froide où les bœufs, quoique de la même race, ou pour mieux dire, quoique les mêmes que ceux de la plaine, atteignent rarement le *minimum* de la taille que nous avons attribué à l'espèce, tandis que les autres arrivent presque toujours au *maximum*.

## § X.

### *Espèce Ovine.*

Quoique l'influence du régime puisse se faire également remarquer par les qualités de la laine et par celle de la chair des animaux de l'espèce ovine, nous nous contenterons ici de signaler un seul fait digne de toute l'attention des éleveurs, et qui démontre sans réplique ce qu'on est en droit d'attendre des soins prodigués à cette race intéressante à tant de titres divers. Ainsi que nous avons été obligés de le répéter plusieurs fois, la région montagneuse n'a point imité la région tempérée dans ses tentatives de perfectionnement en agriculture, et par suite les moutons de la première partie de notre arrondissement vivent au jour le jour, faisant tantôt maigre chère et tantôt bombance, suivant qu'ils rencontrent de bons ou de mauvais paccages, suivant que la saison est plus ou moins favorable , tandis que ceux de la plaine jouissent d'un régime à peu près régulier, aussi copieux que substantiel. Eh bien ! que résulte-t-il de cette différence? le voici : Soumis au *couteau*, le mouton de la région froide pèse tout au plus 18 à 20 kilogrammes, dont les os défalqués font une partie très-notable de ce poids, tandis que s'ils séjournent seulement l'espace de six mois dans la plaine pour repeupler momentanément les troupeaux décimés par les ventes régulières, fournissent jusqu'à 28 et même 30 kilos de bonne viande , après avoir été préalablement tondus et dépouillés de leur peau ; mais la différence est encore bien plus sensible , si l'observation porte sur les agneaux de neuf à dix mois que les propriétaires de la partie basse achètent dans la montagne pour alimenter ou même renouveler leurs troupeaux ; ces animaux, livrés au boucher après cinq à six ans d'existence pendant lesquels ils ont constamment joui d'une alimentation régulière, ont acquis un développement double de celui des êtres du même âge, mais élevés dans la montagne , et nous voyons tous les jours partir pour les marchés voisins des sujets de 35 à 40 kilogrammes poids net ; et maintenant voyez et jugez.

## § XI.

### *Genre Chèvre.*

Régime séculaire exempt de toute modification , amélioration , néant.

D'après ce que nous venons d'exposer dans les deux précédents paragraphes, l'on voit que les diverses espèces d'animaux qui peuplent notre contrée ont depuis quelques années éprouvé certaines modifications, qui sans être aussi désirables qu'on aurait été en droit de l'espérer, n'en sont pas moins d'une importance toute spéciale pour l'observateur, car les modifications acquises sur certains individus de nos espèces animales tendent à démontrer jusqu'à l'évidence que nous possédons tout ce qu'il nous faut pour faire l'élève ; mais pour atteindre le but désiré, il faut encore des hommes spéciaux qui observent, qui étudient, qui ne se découragent point, qui persévèrent dans leur mode d'expérimentation et surtout qui aient ce coup-d'œil voulu pour savoir discerner quels sont les individus (races ou espèces) les plus aptes, non-seulement à prospérer, mais encore à s'améliorer tout en se multipliant dans nos contrées ; car tel animal, tel croisement, tel mode d'élevage propre à une localité, ne convient pas à une autre, soit par rapport à la différence du climat, de configuration du sol, de son commerce, de son agriculture, et spécialement de son mode d'exploitation, etc. De ces conséquences, il faut en déduire que l'éleveur d'un pays qui ne sait se rendre compte de ces circonstances diverses, ne saurait être d'accord avec celui d'un autre pour qu'il n'opère pas sous les mêmes conditions ; non, jamais nous n'obtiendrons dans notre partie pyrénéenne le cheval *percheron* ainsi que le *boulonnais* et le magnifique carrossier de la *Vallée-d'Ange*. Pour l'esprit observateur, la nature varie à chaque pas, et avec elle toute la création elle-même ; voyez pour cela la différence de l'individu végétal ou animal qui vit au pied de l'Atlas , d'avec celui qui habite son sommet ; voyez comme l'habitant du Nord diffère de celui du Midi ; et, en effet, quelle grande différence n'existe-t-il point entre un *Lapon* et un *Bédouin*, entre un habitant de la plaine d'avec celui de la montagne ; et ce dernier exemple devient tellement frappant chez nous , que nous défions l'homme le moins clairvoyant de le nier en doute. Et, en effet, quelle dissemblance n'existe-t-il point entre les divers êtres organisés qui habitent les deux zones de notre arrondissement ? Dans la zone tempérée vous trouvez l'homme civilisé, industrieux, commerçant et agriculteur; tandis que dans la région froide vous trouvez l'homme peu civilisé, mal corpulé (étiolé), mou et généralement peu actif. Ce qui me fait dire que les mêmes causes qui ont modifié l'homme dans les divers climats qu'il habite, ont influé aussi sur toutes les espèces d'animaux.

Tout est donc soumis aux lois physiques, et l'homme aura beau lutter vainement contre cette loi universelle, que malgré cela les moyens artificiels et les dépenses qu'ils nécessiteront ne le changeront pas. L'action de l'homme est passagère, saccadée, celle de la nature est constante, uniforme ; la première est soumise à des conditions d'intérêt, à des caprices, à des modes, à mille incidents divers ; la seconde est immuable, incessante, régulière comme la marche de la création; et que peut notre faiblesse contre cette puissance infinie ?

C'est donc à étudier ces lois qu'il faut s'attacher

d'abord pour bien comprendre leurs attributs et diriger suivant elles l'amélioration des animaux ; c'est là l'unique, la véritable voie qui nous conduira à la solution du problème.

Mais pour pouvoir étudier ces lois que faut-il à l'homme ? la *liberté* (1) ; car, comme je l'ai déjà dit, *Rome* libre était agricole et opulente et finit même par subjuguer *Carthage* commerçante ; sa liberté ravie l'agriculture et le commerce s'éteignirent et elle est devenue la vile esclave de la superstition.

Restons persuadés que le propre des gouvernements absolus est d'énerver dans l'homme le mouvement et d'en affaiblir les ressorts ; les gouvernements despotiques et les religions mystérieuses lui ôtent toute énergie, coupent les ailes au génie, étouffent la pensée dans les esprits et la vertu dans les âmes ; sous le glaive du despotisme, l'homme est étranger à l'honneur, à la postérité, et par conséquent à ces efforts héroïques pour le bien-être de son pays. Aussi sous ces gouvernements, s'il est quelques hommes instruits, quelques observateurs habiles, qui pourraient concourir à éclairer la pluralité des grandes questions qui devraient aujourd'hui occuper les esprits de la masse so-

---

(1) *Encouragement* et *Liberté*, a dit Huzard, constituent les véritables bases de toute amélioration. Tels, dit-il, doivent être les principes fondamentaux d'un gouvernement sage qui combine et réunit à la fois l'utilité particulière et l'utilité générale

ciale, c'est-à-dire les questions d'*agriculture* et d'économie *rurale, de police sanitaire, d'économie politique, de mécanique appliquée à l'agriculture, d'hygiène* et de mode de multiplication et de perfectionnement de races d'animaux , etc., ces hommes vivent isolés, privés en quelque sorte de parler et d'écrire, et la science qu'ils ont acquise par une longue pratique et des études laborieuses est perdue pour le progrès.

Il n'en est pas de même d'une nation libre que l'amour de la gloire stimule continuellement : un peuple libre est courageux, franc et humain; il honore l'agriculture, enfante et perfectionne les arts; sans cesse occupé du bonheur de son pays, son génie crée, ses bras multiplient, étendent les branches fécondes de l'industrie et ouvrent les sources à la prospérité publique.

Jetons pour cela un coup d'œil rapide sur l'Angleterre et les *Etats-Unis d'Amérique*, où le mot de liberté ne constitue nullement un mystère, ou pour mieux dire un rideau pour cacher le vide, comme cela a été et comme cela est encore chez certains peuples; et nous verrons que ces peuplades que j'appellerais à l'imitation des chefs des gouvernements absolus, marchent au premier rang , car nous-même nous sommes traînés à leur remorque.

Pourquoi cela ? c'est que chez les gouvernements despotiques le mot de liberté a constamment été un mot *forcé*, ou pour mieux dire une pure fiction , car le peuple, le vrai peuple n'a jamais su ni connu ce que c'était que la liberté ! N'a-t-il pas toujours été dominé par des mystères et des faux principes, par ceux même de *Machiavel* , qui n'admettait qu'une religion païenne et injuste, qui était celle des Romains et des Grecs.

L'Angleterre est restée chrétienne dans ses arts, dans ses goûts, dans ses sentiments ; et quoiqu'elle ait divagué dans la foi, elle a conservé une instinctive répulsion pour le système dominateur de l'Etat, elle a continué à suivre la route que le Fils de l'Homme lui avait tracée ; et elle, ainsi que les Etats-Unis, prospèrent et fleurissent. Et que deviendrait l'Angleterre, je vous le demande, sous un gouvernement absolu ? elle marcherait, à l'imitation de certaines autres puissances, vers sa décadence et sa ruine. Rien donc sur cette terre ne peut remplacer la liberté, car elle est le multiplicateur de la richesse, et ce système est celui de la vérité : avec la liberté il n'est point de misère possible ; un peuple libre n'a jamais de pauvres et ne peut en avoir ; la richesse d'un peuple est toujours en rapport direct avec sa liberté, elle est le préservatif de toute misère et l'agent spécial de toute novation ; avec la liberté s'établit l'équilibre, l'harmonie, l'opulence des classes et des populations ; sans elle, vous n'avez que la misère qui n'est autre chose que l'absence de cette liberté.

Pourquoi la France, le jardin de l'Europe, l'un des pays les plus heureusement situés, le modèle des pays tempérés, est-elle plus arriérée et moins peuplée que la *brumeuse* et aquatique Angleterre ? Nous ne comptons que 1,200 habitants par lieue carrée, quand l'Angleterre en compte de 18 à 1,900 par lieue superficielle. Comment se fait-il encore que l'Angleterre, deux fois et demie moins fertile que la France, puisse nourrir le double de bétail que nous ? A quoi attribuer chez nous cette anomalie ? quelle est la cause du malaise dans lequel nous nous trouvons ? Cette cause, je dirais pour le moment que je la trouve dans un vieux péché que j'appelle le système de *Malthus* et qui est tout-à-fait absurde.

Après ces considérations, qui pourront paraître à certaines personnes un hors-d'œuvre, mais qui pourtant devaient être légèrement développées pour arriver au but que je me propose d'atteindre, je reviens à la matière.